Anand Gupta

Ayurveda

–

L'éternelle source de jeunesse et de beauté

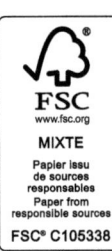

© 2015 - Anand Gupta
Edition: BoD - Books on Demand
12/14 rond-point des Champs Elysées, 75008 Paris
Imprimé par Books on Demand GmbH, Norderstedt, Allemagne
ISBN : 9782322019311
Dépôt légal: octobre 2015

Introduction

En achetant ce livre, vous accepter entièrement cette clause de non-responsabilité.

Aucun conseil

Le livre contient des informations. Les informations ne sont pas des conseils et ne devraient pas être traités comme tels.

Si vous pensez que vous souffrez de n'importe quel problème médicaux vous devriez demander un avis médical. Vous ne devriez jamais tarder à demander un avis médical, ne pas tenir compte d'avis médicaux, ou arrêter un traitement médical à cause des informations de ce livre.

Pas de représentations ou de garanties

Dans la mesure maximale permise par la loi applicable et sous réserve de l'article ci-dessous, nous avons enlevé toutes représentations, entreprises et garanties en relation avec ce livre.

Sans préjudice de la généralité du paragraphe précédent, nous ne nous engageons pas et nous ne garantissons pas :

• Que l'information du livre est correcte, précise, complète ou non-trompeuse ;

• Que l'utilisation des conseils du livre mènera à un résultat quelconque.

Limitations et exclusions de responsabilité

Les limitations et exclusions de responsabilité exposés dans cette section et autre part dans cette clause de non-responsabilité : sont soumis à l'article 6 ci-dessous ; et de gouverner tous les passifs découlant de cette clause ou en relation avec le livre, notamment des responsabilités découlant du contrat, en responsabilités civiles (y compris la négligence) et en cas de violation d'une obligation légale.

Nous ne serons pas responsables envers vous de toute perte découlant d'un événement ou d'événements hors de notre contrôle raisonnable.

Nous ne serons pas responsable envers vous de toutes pertes d'argent, y compris, sans limitation de perte ou de dommages de profits, de revenus, d'utilisation, de production, d'économies prévues, d'affaires, de contrats, d'opportunités commerciales ou de bonne volonté.

Nous ne serons responsables d'aucune perte ou de corruption de données, de base de données ou de logiciel.

Nous ne serons responsables d'aucune perte spéciale, indirecte ou conséquente ou de dommages.

Exceptions

Rien dans cette clause de non-responsabilité doit : limiter ou exclure notre responsabilité pour la mort ou des blessures résultant de la négligence ; limiter ou exclure notre responsabilité pour fraude ou représentations frauduleuses ; limiter l'un de nos passifs d'une façon qui ne soit pas autorisée par la loi applicable ; ou d'exclure l'un de nos passifs, qui ne peuvent être exclus en vertu du droit applicable.

Dissociabilité

Si une section de cette cause de non-responsabilité est déclarée comme étant illégal ou inacceptable par un tribunal ou autre autorité compétente, les autres sections de cette clause demeureront en vigueur.

Si tout contenu illégal et / ou inapplicable serait licite ou exécutoire si une partie d'entre elles seraient supprimées, cette partie sera réputée à être supprimée et le reste de la section restera en vigueur.

Introduction 9

Chapitre 1 Une introduction à Ayurveda 12

Chapitre 2 Détoxifiez vous-même 21

Chapitre 3 Les gens vont vous envier, vous et votre peau resplendissante 33

    VATA 34

    PITTA 40

    KAPHA 46

Chapitre 4 Accorder l'attention voulue à votre couronnement 56

Conclusion 62

Introduction

On ne peut nier que nous vivons dans un monde soucieux la santé et de la beauté. Beaucoup d'hommes et de femmes ne passent pas tous les moyens pour atteindre ce « corps parfait », ce « charmant visage » et cette « bonne santé. » Ce sont les raisons pour lesquelles les établissements commerciaux mondiaux commercialisent des produits et des services innovants et utiles qui peuvent satisfaire leurs nombreux clients. Ils sont aussi les raisons de la forte concurrence qui existe aujourd'hui entre les sociétés de marque pour rester toujours au top. Néanmoins, vous êtes très heureux d'avoir leurs conseils et leurs promesses, vous sentez que les technologies de pointe utilisées par ces organisations vont vous aider à paraitre jeunes pour toujours. Si une chose ne fonctionne pas trop bien, ça n'est pas grave ; quelque chose de mieux viendra bientôt prendre sa place.

Indépendamment de ce scénario passionnant, cependant, vous ne pouvez pas venir à bout de ce sentiment à certains moments. Comment est-ce que certains de vos amis et connaissances ne font pas leur âge ? Pour autant que vous êtes au courant, ils ne sont pas trop vifs sur l'achat de toutes les crèmes, les lotions et les produits cosmétiques que vous leur recommandez. Certes, ils ne peuvent pas être considérés comme beaux, mais leurs peaux semblent toujours sans tache, brillante et éclatante. En fait, leur vivacité dynamique et leur énergie sont très contagieuses, inspirent les autres à suivre leurs traces. Évidemment, vous êtes impatients de connaître leur secret. Eh bien, ils doivent tout à une magie ancienne connue sous le nom « Ayurveda. » Les merveilles de cette source magique de la beauté éternelle et la jeunesse n'a pas diminué au cours des âges, mais beaucoup de gens continuent à rester dans l'ignorance à propos de la véritable puissance d'Ayurveda. Ils sont plus enclins à croire dans les merveilles de la médecine moderne, en dépit de ses risques possibles. Il est certainement temps de rééduquer tout le monde, y compris vous !

Chapitre 1
Une introduction à Ayurveda

Le terme, « Ayurveda » trouve ses origines dans le sanskrit, une langue indienne. Il est une combinaison de « Ayuh » et « Veda ». Le premier se réfère à la « vie » tandis que le second fait référence à la « connaissance ». Cette connaissance unique est calculée à partir des textes antiques de la sagesse communément connu comme les Védas ; ces textes ont été publiés autour de 3000 avant JC. Ils sont responsables de la naissance de la médecine ayurvédique, quelque part autour de 1000 avant JC. Depuis il a ses racines en Inde, la médecine ayurvédique est largement pratiqué ici. Ce système de protection de remplacement est vénéré dans le monde entier comme le système de santé le plus ancien et le plus complet.

L'accent est mis sur la nature et les choses naturelles, indiquant que l'individu doit être capable de mettre ensemble tous les aspects variés de la vie pour créer une image complète et holistique. La science (le corps), la spiritualité (l'esprit) et la philosophie (l'esprit) doivent être réunis dans une manière saine, afin de vivre une vie satisfaisante et sans maladie. À cette fin, l'Ayurveda se concentre sur des exercices de respiration, la guérison par l'utilisation étendue d'herbes, les pratiques de yoga, la méditation, les exercices de respiration, les méthodes de désintoxication, les massages du corps, et ainsi de suite. Ainsi, vous pouvez comprendre que vous gagnez l'accès à la science ou à la sagesse de la vie en suivant le chemin de la médecine ayurvédique.

Tout cela est bien, mais que signifie exactement la médecine ayurvédique ?

Au début, soyez assuré que le terme « médecine » se réfère simplement à la guérison, et rien de plus. Selon les praticiens de la médecine ayurvédique, leur but est de guérir les personnes atteintes de maladies ou de maladies d'une manière qui ne provoque pas de réactions indésirables ou des effets secondaires. La croyance générale est que si vos organes internes fonctionnent dans la santé et l'harmonie parfaite, leur « équilibre » est révélé à l'extérieur sous la forme d'un visage qui rayonne avec émotion, un état d'esprit et de corps énergétique serein.

Par exemple, vous pourriez être atteint d'une sorte de maladie chronique ou d'une maladie qui ne semble pas être en accord avec les médicaments allopathiques ; vous pourriez bénéficier de la pharmacologie à base de plantes. Cela signifie qu'un praticien agréé et légitime, titulaire d'un diplôme en médecine ayurvédique d'une institution accréditée, va utiliser toute son/sa connaissance et intelligence en profondeur, afin de vous fournir des médicaments à base d'herbes et de plantes ou qui vous nettoiera de l'intérieur. Ces breuvages ne contiennent pas de produits chimiques, mais le genre de plantes qui sont utilisées et la manière dont les médicaments à base de plantes sont préparés peuvent varier d'une culture à l'autre. L'administration et la philosophie de la thérapie seront différentes de culture à culture ; Les Occidentaux, les tribus autochtones, les Indiens, les Chinois, les Australiens, etc. vont utiliser les herbes comme ils le jugent nécessaire en conformité avec le climat, les conditions de vie, les croyances, etc.

Dans le même temps, vous ne pouvez pas faire confiance à tout le monde ; vous aurez à prendre les services d'une personne titulaire d'un MD, Ph.D. ou Phys.D. dans la médecine ayurvédique. Cette recommandation est offerte par la Société internationale pour l'Ayurveda et de la santé (ISAH), basée dans le Connecticut, USA. Après tout, l'Organisation mondiale de la santé veut également croire que ce genre de médecine alternative marche complètement. Dans le même temps, ne vous livrez pas à l'autotraitement. Si vous désirez que votre fournisseur de soins de santé soit complètement honnête au sujet de son/ses qualifications, de son expérience et de sa formation, vous devez être aussi honnête, à votre tour, sur vos habitudes de vie, les antécédents médicaux, etc. En fin de compte, vous êtes seul responsable de votre bien-être global.

Parfois, les traitements externes peuvent être justifiés, dans laquelle vous pouvez être conseillé d'avoir votre corps tout entier massé avec huiles spécifiques, pour aller dans la thérapie de vapeur, ou d'utiliser des pâtes à base de plantes sur certaines zones de votre corps. Les traitements internes ou externes peuvent même être combinés avec des thérapies mentales et spirituelles, afin de ramener le corps et l'esprit dans un alignement parfait. Dans de rares cas, les pratiques chirurgicales peuvent être utilisées, afin de se débarrasser des tissus ou des organes gravement endommagés, ou enlever des excroissances dangereuses. Tout dépend de ce que le praticien ayurvédique pense de votre physiologie. Enfin, chaque individu est guéri et exhorté de maintenir son/sa santé par des méthodes proposées.

Bien que ces fournisseurs de soins de santé n'ont pas hésité à attaquer toutes sortes de maladies, si elles sont dans une phase légère, modérée ou vont vers l'amélioration, elles sont plus enclines à la médecine préventive. Après tout, pourquoi devriez-vous même inviter les maladies dans votre vie, quand il existe des moyens raisonnables pour vous garder en bonne santé et vivre une longue vie ? Adhérez à vos routines quotidiennes et aux plans périodiques prescrits par ces professionnels. À cette fin, vous feriez bien de planifier des régimes alimentaires, qui comprennent les légumes faciles à digérer et riches en eau. Vous feriez bien de faire provision de carottes, radis, concombres, laitues, et autres. Les denrées alimentaires brutes sont préférables à celles cuites ou frites. Semblables à d'autres régimes proposés par les diététistes et nutritionnistes expérimentés, les guérisseurs ayurvédiques recommandent également l'inclusion de diverses graines, de noix et de fibres dans vos repas. Comme pour les boissons, vous feriez bien d'aller dans des tisanes et autres préparations, car elles permettent à votre peau et au système digestif de rester en bonne santé.

Semblable à des pratiques médicales conventionnelles, Ayurveda insiste également sur l'importance de l'exercice régulier. Il est nécessaire de transpirer et de faire ressortir toutes les toxines de votre corps. Dans le même temps, il est nécessaire de garder vos articulations et vos muscles bien toniques et en bonne santé. Vous êtes bien conscients que la bonne circulation du sang combinée à un bon métabolisme va vous garder plein en bonne santé. Comme mentionné plusieurs fois déjà, les résultats apparaîtront sur votre peau et votre comportement. Vous êtes invités pratiquer tout type d'exercice, comme l'aérobic, la danse, le yoga et la méditation, la marche, le jogging, la natation, etc. En outre, vous êtes formé à respirer dans et hors d'une manière appropriée. Selon les praticiens ayurvédiques, des exercices de respiration peuvent se révéler merveilleux pour retirer le stress et sont un stimulateur mental. Même 10 à 20 minutes par jour sont suffisantes pour vous aider à vous détendre et rester positif. Outre un régime alimentaire nutritif et de l'exercice régulier, nous vous conseillons de garder votre peau bien hydratée en tout temps. Ne buvez beaucoup d'eau toute la journée. Surtout, reposez-vous suffisamment.

Chapitre 2
Détoxifiez vous-même

L'idée de « nettoyage interne » peut sembler assez étrange, puisque vous êtes habitué à vous précipiter chez un médecin seulement après avoir découvert des symptômes visibles d'une maladie. Dans ce cas, le médecin ayurvédique se réfère à des toxines ou des poisons que vous n'avez jamais vus, ni même espéré voir ! Encore plus surprenant est le fait que vous vous sentez parfaitement sain de l'extérieur, indépendamment des changements saisonniers ou des variations climatiques. Néanmoins, vous ne vous causerez pas toute sorte de mal si vous n'allez dans un programme complet de « désintoxication » comme prévu par un professionnel de la santé agréé. Les résultats peuvent vous étonner !

Trois types de toxines peuvent avoir des effets néfastes sur le fonctionnement de vos systèmes d'organes. Vous pouvez être très familier avec l'un d'eux ; il comprend de la question des déchets reste dans votre tube digestif en raison de la digestion incomplète des aliments ingérés. Ces déchets collants et nauséabonds entassent dans votre système digestif, car ils peuvent vous faire sentir très inconfortable. Il peut y avoir plusieurs raisons à un dysfonctionnement du système. Par exemple, vous pouvez être un bourreau de travail tel que vous oubliez les heures de repas. En conséquence, chaque fois que vous vous concentrez sur la nourriture, vous mangez peut-être beaucoup trop.

Alternativement, vous pouvez être juste avalé quelques aliments et retourner au travail. Là encore, êtes-vous accro à grignoter entre les repas ? Ce n'est pas bon parce que vous ne donnez pas suffisamment de temps à votre système de digérer le repas précédent. Vous vous sentirez gonflés et somnolents tout le temps. Dormir le ventre plein immédiatement après le déjeuner ou le dîner est déconseillé. Ayurveda croit que la nourriture doit toujours être consommée fraiche, que vous la consommiez crue ou cuite. Il est conseillé de rester loin de malbouffe, des aliments fermentés et fades (réfrigérés ou les restes). Ainsi, un métabolisme affaibli peut entraîner l'accumulation d'un amas de toxines. Vous aurez besoin de faire quelques changements alimentaires sains, ou même prendre des suppléments à base de plantes.

Maintenant, si vous refusez de prendre sérieusement en note de tout ce qui passe, vous autorisez la création de toxines plus agressives et réactives, connus comme « amavisha » (produits de déchets toxiques créés par un système métabolique faible ; le feu digestif n'est pas aussi fort qu'elle devrait être). Si cette question des déchets (sous quelque forme qu'elle soit, comme les dépôts de graisse, par exemple) se déplace à d'autres parties de votre corps et s'y installe, vous êtes dans le pétrin. Vous êtes au courant de l'accumulation de mauvais cholestérol, l'augmentation des taux de triglycérides, du foie gras, de l'excès de sucre circulant dans le sang, etc. Ne soyez pas surpris de vous trouver à risque de problèmes cardio-vasculaires, du diabète, des maladies liées à l'obésité, de l'hypertension, etc... Ces toxines doivent être traitées différemment.

Malgré toutes les précautions que vous pouvez prendre pour vous protéger, vous ne pouvez pas échapper aux toxines nocives qui circulent dans le milieu environnant. Si vous résidez dans une zone urbaine, vous êtes lié à trouver qu'il est difficile d'éviter les effets nocifs de la pollution de l'air ou de l'eau. Votre système respiratoire devient à l'écoute d'inhalation de toutes sortes de produits chimiques, le carbone, l'arsenic, l'amiante, le plomb, etc., de l'atmosphère. Là encore, vous avez pris l'habitude de consommer des aliments qui a été génétiquement modifiée ou permis une plus longue durée de vie par l'intermédiaire des agents de conservation. Vous n'êtes pas à l'abri des effets néfastes de la vie moderne, même si vous résidez dans une zone rurale. Ne pas oublier que les vêtements synthétiques, les appareils, les gadgets, les nettoyants ménagers, les drogues de synthèse, etc., sont des produits chimiques. Ainsi, vous tombez en proie à des poisons environnementaux connus comme « garavisha » (gara = environnement ; visha = poison)

Cette brève introduction aux poisons qui circulent dans votre corps devrait suffire à vous convaincre que vous avez besoin d'entreprendre un programme de désintoxication au moins une fois par an. Bien sûr, si vous êtes sérieusement affecté, vous pourriez avoir besoin pour vous nettoyer plus fréquemment. Vous savez que tout ne va pas bien lorsque vous commencez à éprouver de l'irritabilité, des troubles du sommeil, des maux de dos, des douleurs articulaires, des problèmes avec votre système digestif, des ballonnements, la perte de cheveux, des problèmes de vision, ou des problèmes de peau. Ce sont les symptômes les plus courants, bien qu'il puisse y en avoir d'autres aussi. Avant de laisser votre imagination courir l'émeute sur ce que le processus réel implique, nous vous assurons que ce programme est uniquement axé sur les schémas prévus alimentaires, l'exercice régulier, et les changements de mode de vie sains et la mentalité.

En ce qui concerne le régime de désintoxication, vous pouvez être conseillé de rester sur un régime alimentaire comprenant générale des denrées alimentaires qui sont cultivées organiquement et capables d'être mangées crues ou cuites. Vous gagnerez plus de la consommation de fruits et légumes frais qui ont été cultivés localement et dans des conditions naturelles ; vous trouverez une variété différente chaque saison. Des choux, des légumineuses, des grains entiers, des soupes, etc., sont également idéaux. Comme mentionné précédemment, restez loin des aliments en conserve, en conserve ou des viandes surgelées et des denrées alimentaires, les restes, les aliments cultivés inorganiques, etc. boire des tisanes ou eaux chaudes toute la journée aidera également à débusquer les toxines de votre corps. Dans le cas où votre état mérite davantage d'attention, vous pourriez être informés d'un plan spécifique en alignement avec votre personnalité et votre constitution. Par exemple, vous pouvez être conseillé d'avoir seulement des légumes et des fruits frais, ainsi que des jus à base de légumes frais et des jus de fruit pour les trois premiers jours de votre régime alimentaire. Dans le cas où vous êtes diabétique, laissez de côté les fruits ; ne consommez que les légumes. Quoi que vous consommiez, assurez-vous que vos choix sont faciles à digérer et ne causent pas de lourdeur.

Après cela, vous pouvez ajouter des soupes à base de légumes ou de légumineuses à votre alimentation de « jus ». Continuez ainsi pendant trois jours. Ensuite, ajoutez de la nourriture solide à votre régime alimentaire « de jus et de la soupe ». N'oubliez pas de consommer beaucoup d'eau toute la journée et livrez-vous à une activité physique. Sans même le réaliser, vous ferez l'expérience d'un rajeunissement de votre corps via des menus, des repas nutritifs en temps opportun, et d'exercice sain. La durée de votre régime de désintoxication dépend de l'évaluation du professionnel de votre condition.

Vous pouvez revenir à votre ancien régime après le traitement, à condition que vous ayez acquis le bon sens de mieux l'exercer après le processus de désintoxication. Cela signifie que vous êtes prêt à initier des changements dans votre style de vie actuel. Ne sautez pas le petit déjeuner. Rappelez-vous que votre estomac a jeûné toute la nuit ; il a besoin de carburant qui peut être converti en énergie. Faites-vous un calendrier pour les repas, si vous êtes à la maison ou au travail ; adhérez de façon aussi rigide que possible. Si vous avez à grignoter entre les repas, faites en sorte que ce soit léger. Déjeuner devrait être votre repas principal, mais ne faites rien tant que vous vous sentez léthargique et somnolente. Cela devrait juste suffire à vous garder actif jusqu'au soir. Il y a beaucoup de nutritionnistes prêts à vous conseiller ; ne vous inquiétez pas.

En ce qui concerne votre repas de nuit, faites-le léger. Aussi, mangez tôt, au moins deux à trois heures avant le coucher. Si votre repas est partiellement digéré avant de vous rendre enfin dans le lit, vous serez en mesure de bien dormir. Indépendamment de toutes les fois que vous mangez, vous remarquerez que lorsque vous vous concentrez sur ce que vous mangez et non pas sur des émissions de télévision, téléphones mobiles et autres, vous vous sentez plus stable et en paix. Si possible, mangez avec un groupe et engagez la conversation agréable. Au fil du temps, vous pourrez même être en mesure de juger quand exactement vous devriez finir un repas ; vous devez toujours arrêter lorsque vous avez encore un peu faim. De cette façon, votre système ne se sentira pas sous pression ou surcharge.

Vous devez obtenir au moins sept à huit heures de sommeil chaque nuit, afin de vous réveiller rafraîchi le lendemain. Vous devez vous assurer que votre biohorloge ou horloge du corps reste en alignement avec le rythme de la nature. Vous êtes attendus pour effectuer toutes vos tâches pendant la journée et vous reposer la nuit. Surtout, notez que l'alimentation seule ne suffira pas à apporter votre système blasé à la vie ; la nourriture que vous ingérez doit être correctement métabolisée et assimilée. Prévoyez au moins 20 minutes pour une demi-heure pour une sorte d'exercice de routine ou d'activité physique chaque jour. La marche rapide, le yoga, la méditation, la natation, le vélo, etc. sont excellents pour calmer un esprit stressé. Découvrez lequel est le meilleur moment pour vous ; cela pourrait être le matin ou le soir.

Toutefois, lorsque vous vous êtes décidé sur quelque chose, respectez à votre horaire. N'abandonnez pas même si c'est difficile. Après tout, quand votre corps est fatigué, il sera en mesure de se reposer correctement. Dans le cas où vous avez encore un problème à vous endormir facilement, vous pourriez demander à votre expert ayurvédique de vous suggérer certaines huiles que vous pouvez utiliser. Un massage à l'huile, suivie par un chaud/bain/douche chaude est un grand remède pour l'insomnie. Comme un bonus supplémentaire, vous recevrez une belle peau éclatante !

Chapitre 3
Les gens vont vous envier, vous et votre peau resplendissante.

Peu importe le sexe, chaque individu désire montrer un teint éclatant et une peau saine sur le reste du corps. Eh bien, il est possible d'atteindre cet objectif sans avoir à dépenser de grandes quantités d'argent sur toutes sortes de lotions, crèmes et cosmétiques. Ayurveda peut vous aider avec des suggestions utiles après déterminer le type de peau que vous possédez.

Trois types de peau peuvent être identifiés parmi les êtres humains.

VATA

Le premier est connu comme Vata, lié à l'air et l'éther (espace). Votre peau peut apparaître très délicate en apparence. Toutefois, lorsque vous touchez sa surface froide, vous découvrirez qu'elle est légère, mince, sèche et squameuse. Vous pourriez même sentir que les pores de votre peau sont facilement visibles. Peu importe, vous êtes chanceux, car, comme un adolescent, vous ne serez pas sujettes à l'acné comme tant d'autres. En fait, les gens peuvent même envier la texture de porcelaine comme de votre peau. Paradoxalement, l'âge avancé n'est pas si bon pour vous ; votre peau commencera à présenter un aspect de vieillissement avec des rides et ridules assez facilement en comparaison à d'autres types de peau. Si votre constitution sort de l'équilibre à cause de vos habitudes et modes de vie, vous pouvez vous attendre de votre peau pour acquérir une teinte terne ou grisâtre.

En outre, elle est sensible aux infections fongiques, les irritations cutanées, eczéma, etc. Ceci est parce que la surface stressée et fatiguée devient plus sèche ; vous allez commencer à haïr sa « rugosité ». En outre, vous pouvez graviter vers la lumière et la chaleur, pour votre peau ne semble pas être heureuse avec son « sang-froid ». Avec l'avènement de l'hiver, vos ongles peuvent se tourner fragiles, vos articulations craquent et vos cheveux deviennent minces, surtout si vous êtes d'âge moyen.

Que pouvez-vous faire pour rétablir la constitution saine de votre peau de type Vata ?

Au début, prenez-s 'en soin en l'hydratant bien. Cela est essentiel, car votre peau semble avoir perdu la capacité de conserver une quantité suffisante d'humidité. Prenez l'avis de votre fournisseur de soins de santé pour traiter votre peau endommagée avec des crèmes, lotions apaisantes appropriés, des gels nettoyants, des hydratants, des protecteurs avec des formules antioxydantes, ou des huiles de guérison. Prenez des produits dépourvus d'ingrédients ou de conservateurs chimiques ; utilisez des substances naturelles qui ne nuiront pas à votre peau sensible. Toutefois, avant d'appliquer quoi que ce soit sur votre peau, nettoyez soigneusement la zone. Il ne devrait pas y avoir de saleté qui parsème la surface. C'est à vous de décider quelle marque vous convient le mieux.

Comme il a été dit à plusieurs reprises déjà, les pratiques ayurvédiques insistent sur le rajeunissement interne avec des applications externes. À cette fin, assurez-vous que vous consommez au moins huit à dix verres d'eau chaque jour. Sauf si vous êtes diabétique, incluez beaucoup de fruits juteux, sucrés et nourrissants dans votre régime alimentaire quotidien. Même si vous êtes diabétique, votre médecin peut ne pas vous empêcher de consommer des fruits comme les goyaves, les papayes, etc . ; prenez des conseils professionnels avant de faire quoi que ce soit. Il serait bon de rester à l'écart des produits alimentaires de séchage (des biscuits, du pain, etc.) et d'adhérer à ceux de la nutrition-riches et chaudes, à la place. Néanmoins, tenez-vous à des repas réguliers et les horaires d'exercice. Si possible, faites des massages de l'huile pendant une bonne une partie de votre routine quotidienne. Essayez d'aller au lit tôt et de vous réveiller tôt. Vous pourrez assister à des changements sains dans votre peau, après un certain temps.

En ce qui concerne les goûts que vous devriez favorisez, vous êtes les bienvenus de vous gaver de légumes racines, de fruits frais, de noix, de graines, de la majorité des grains, des huiles, du lait, des œufs, des yaourts, du beurre clarifié, etc. Ces aliments ont tendance à pacifier votre constitution Vata bien, car ils sont nourrissants. Cependant, ne vous livrez pas au cours de la malbouffe ou les aliments transformés comprenant des édulcorants artificiels, articles de confiserie ou de sucre raffiné, en prenant l'excuse de l'Ayurveda. Produits alimentaires salés sont également importants, car ils aident votre corps à retenir l'humidité, améliorer votre appétit, améliorer la capacité digestive, et permettent une bonne élimination des déchets de l'organisme. Peu importe, le faire utiliser du sel à bon escient, car vous ne voulez pas vous retrouver avec des problèmes rénaux pression artérielle élevée ou.

En ce qui concerne le goût amer, le vinaigre, les tranches de fromage, citron, citron vert, crème sure, de la choucroute, le kimchi ou sont excellents ajouts à tout plat. Là encore, vous pouvez essayer les pamplemousses, les oranges, les ananas, les pommes vertes, etc., vous êtes sûr d'assister à un grand éveil des sens, de la vigilance, l'amélioration de la digestion, et l'élimination des flatulences.

Vous ne devez pas les éviter complètement, mais pouvez réduire vos envies pour les épices piquantes, les piments, les oignons crus, les radis et les navets. Ces substances chaudes et sèches vont dessécher votre système tégumentaire (peau). Bien que les denrées alimentaires comme le chou vert, les racines de bardane, les aubergines au goût amer, et ainsi de suite, sont généralement guérisseurs, ils ont tendance à rendre votre peau sèche et rugueuse, s'ils sont consommés en grande quantité. Ne consommez pas trop de saveur astringente ; évitez les légumineuses, le brocoli, les canneberges, les gâteaux de riz, etc., car ils rendent votre bouche sèche.

PITTA

Vous êtes facilement reconnaissable comme un individu avec la peau PITTA, si elle est sensible à l'acné, les irritations et les inflammations, les aphtes, les éruptions cutanées, la rosacée (maladie chronique, dans laquelle votre visage expose papules ou pustules, rougeurs, dilatation des vaisseaux sanguins, etc.), les éruptions ou les rougeurs fréquentes (à cause du stress émotionnel), la pigmentation améliorée ou les taches de foie (teintes changeantes dues au vieillissement) ou les taches de vieillesse. Évidemment, votre système est déséquilibré. En outre, votre peau est extrêmement sensible à la chaleur, car elle prend facilement un coup de soleil.

Cependant, même lorsque vous êtes en bonne santé, votre visage peut présenter des taches de rousseur. De même, il peut y avoir taupes présentes sur différentes parties de votre corps. Néanmoins, ce sont des questions mineures. Bien que votre peau aura envie de fraîcheur et d'éviter la chaleur, elle sera douce et chaude au toucher. Sa texture ne sera pas aussi belle que celle possédée par les personnes de type Vatta, mais dépassera la moyenne. Dans l'ensemble, vous serez enclin à présenter un teint rosé ou équitable. Dans le cas où vous possédez les cheveux de couleur rouge ou blond, votre personnalité de feu pitta deviendra évidente pour tous ! Après tout, vous êtes une combinaison de feu et d'eau.

Comment allez-vous traiter une constitution pitta déséquilibrée ?

Il est important d'utiliser des produits apaisants sur votre peau, qui peuvent aider à prévenir l'accumulation de chaleur excessive, la protection contre les dommages et réparer les zones hypersensibles. Vous serez également bien avisé de rester loin de la surexposition aux rayons du soleil ; essayez de ne pas sortir pendant les heures les plus chaudes de la journée. La lumière directe du soleil n'est pas bonne pour vous ; utilisez des crèmes solaires efficaces. Même les soins du visage à vapeur et les salons de bronzage ne sont pas bons pour vous. Les nerfs tactiles associés à votre peau doivent être tranquillisés ; prenez le recours à des hydratants à base de plantes, qui peuvent pénétrer les couches profondes dermiques. Ils aideront également votre peau à rester bien hydratée. Peut-être, pouvez-vous utiliser des huiles saines pour la peau tous les deux jours, afin de conserver cette apparence jeune et brillante. Il serait bon d'utiliser de l'eau froide ou tiède pour le nettoyage et la baignade. De l'eau glacée froide est déconseillée, car elle tend à bloquer ou fermer les pores de votre peau. Assurez-vous que votre peau ne rencontre pas de matières dures, les produits chimiques irritants, ni des conservateurs. Il y a quelque chose appelé « l'heure de pitta » quand votre corps va ressentir les effets indésirables ; cela commence après 22 heures chaque nuit. Essayez d'aller dormir avant 22 heures.

Similaire aux personnes atteintes de la personnalité de type Vata, il vous est conseillé de savourer les substances sucrées, mais dans des quantités raisonnables. Les mêmes restrictions concernant les confiseries, les aliments riches en sucre, etc., sont applicables. Vous pouvez toujours équilibrer le doux avec l'amer, contrairement au régime Vata. Vous pouvez consommer les feuilles de pissenlit, le chou vert, chou frisé, le chocolat noir, le safran, topinambours, melon amer, le curcuma, le cumin, etc. Ces aliments amers permettront d'améliorer votre sens du goût, refroidir votre système, nettoyer la cavité buccale, donner un certain équilibre à votre appétit et de soutenir une bonne digestion, de réduire les sensations de brûlure et des démangeaisons, de purifier votre sang, d'absorber l'humidité, et d'améliorer le ton de vos muscles et la peau. Les légumineuses, les fruits, les légumes, et ainsi de suite, comprenant du goût astringent sont bons pour vous.

Vous retrouverez votre fougue. Ne vous inquiétez pas à propos de la diarrhée, des problèmes de transpiration excessive, ou de troubles hémorragiques, lorsque vous privilégiez le goût astringent. Quoi que vous consommiez, respectez des portions plus petites et limitées ; l'excès de tout n'est pas bon pour le corps. En outre, mangez plutôt des aliments biologiques et buvez beaucoup d'eau.

Une pincée de sel devrait suffire. Les qualités de chaud, la lumière et huileuse fera que votre constitution pitta plus hors d'équilibre qu'auparavant. Vous ne voulez pas que votre température corporelle augmente, que vous soyez sujets à l'hypertension, que vous ayez excessivement soif, que vous développiez des inflammations, ou que vous assistiez à l'apparition rapide des rides et les cheveux gris ? Les épices ou les denrées alimentaires ayant un goût piquant sont tout aussi mauvaises pour votre constitution. Vous pouvez ressentir des étourdissements, une soif excessive, des inflammations dans le tube digestif, des sensations de brûlure, ou saignements d'ulcères nouvellement formés dans votre estomac. Éloignez-vous des aliments acides de dégustation et des aliments fermentés. Ils ne feront que causer des ravages à votre physiologie, mais aussi perturberont votre psyché. Vous pouvez vous retrouver aux prises avec des sentiments d'envie, de jalousie, etc. Ainsi, réduisez au minimum la consommation des aliments qui ne sont pas en accord avec vous.

KAPHA

Le troisième type de peau que vous pouvez posséder est KAPHA, qui est une combinaison de l'eau et de la terre. Votre peau apparaît bien, mais huileuse. En fait, toute la surface de votre système tégumentaire peut être parsemée de larges pores. Naturellement, vous pouvez vous attendre à avoir des points noirs et l'acné, en particulier pendant l'adolescence. Néanmoins, ne vous inquiétez pas, vous avez un très fort avantage sur les gens possédant les peaux de type Vata ou Pitta ; vous serez en mesure de retarder les signes du vieillissement. Votre peau est épaisse, douce et lisse ; elle refuse de former les rides ou ridules. Contrairement à votre peau pâle, les cheveux peuvent être ondulés, huileux, épais et sombres. Ceci est un signe sûr d'une personnalité kapha. Votre peau est épaisse, douce et lisse. Les boutons et les points noirs semblent apparaître de nulle part. Même les pores semblent être plus élargis que d'habitude avec l'huile étalée sur toute la surface de votre corps. Parfois, vous pouvez devenir une victime de certains types d'eczéma (généralement, le genre humide), ou des poussées d'infections fongiques. Dans les cas extrêmes, votre corps va montrer des signes de ballonnements dus à la rétention d'eau.

Quel est le remède pour rétablir le bon fonctionnement d'un organisme perturbé par un déséquilibre kapha ?

Vous devez faire de nettoyage en profondeur de votre peau une partie intégrante de votre routine beauté quotidienne. Inculquez un cycle de nettoyant-toner-crème hydratant dans votre régime. Il ne devrait pas être trop difficile à retenir, pour les produits cosmétiques à base de produits chimiques préconisent également le même genre de cycle. Puis à nouveau, gardez certaines huiles spécifiques à portée de main. Elles peuvent être massées sur votre visage et votre corps tous les deux jours. Quel que soit les lotions, les crèmes, les huiles ou que vous choisissez assurez-vous qu'elles soient préparées à partir d'herbes. Si vous le souhaitez, vous pouvez adopter une routine du coucher simple comme une aide à la beauté. Appliquez une substance lubrifiante à votre visage juste avant d'aller au lit. Chauffer le lait vous aidera. Ne frottez pas vigoureusement sur tout le visage ; il suffit d'utiliser les mouvements de tapotements légers.

Pendant que vous dormez, toutes les impuretés attachées aux pores de votre peau deviendront desserrées. Dans la matinée, ayez recours à l'argile de bonne qualité dans le but de l'exfoliation. Lorsqu'il est appliqué sur votre visage, il va supprimer toutes les impuretés desserrées. Maintenant, rincez bien votre visage. Vous serez en mesure de constater la différence vous-même après avoir essayé cette routine pendant plusieurs semaines. Suivre un cycle bihebdomadaire pour de grands résultats. Dernier conseil, restez actif physiquement. Vous avez besoin d'un bon système digestif pour garder votre corps exempt de toxines.

La constitution kapha exige une combinaison de piquant, d'amer et d'astringent afin de rester en bonne santé. Comme mentionné précédemment, vous avez besoin d'un système digestif bien tonique, qui peut être stimulé facilement. Les épices piquantes comme l'ail, les clous de girofle, le curcuma, la cardamome, le paprika, la cannelle, le gingembre et le cumin sont bonnes pour vous. En outre, pour aller dans des saveurs chaudes comme des oignons crus, les piments, les navets, les radis, et autres. Ces substances ne nettoieront pas seulement votre cavité buccale, mais éveillent aussi vos sens. Ils servent à rouvrir les canaux fermés de votre corps, la transpiration ainsi encourageants et la liquéfaction des sécrétions. Votre sang est lié à devenir plus mince et normal. Des fonctions similaires sont entreprises par les denrées alimentaires amères que vous consommez. Des exemples de ces aliments ont été mentionnés plus tôt. Vous serez heureux de constater que vos muscles et votre peau deviennent bien toniques, votre appétit est amélioré et votre corps acquiert la capacité d'absorber l'humidité requise très facilement. Ne vous inquiétez pas de la graisse excessive ou la sueur étant retenue dans votre corps. Étonnamment, la consommation de substances amères sert à stimuler vos papilles.

Une troisième condition pour améliorer votre déséquilibre kapha est les denrées alimentaires ayant un goût astringent. Si vous stimulez vos papilles pour profiter du soja, des haricots azuki, des haricots pinto, des craquelins, des brocolis, des artichauts, de la laitue, du chou-fleur, des gâteaux de riz, du seigle, des canneberges, des pommes, des grenades, des produits de boulangerie, des fruits et légumes frais et des grains entiers, vous n'aurez aucun regret pour le reste de votre vie. Tous vos tissus corporels seront rajeunis.

En ce qui concerne les produits au goût sucré, aigre ou salé, vous aurez à maintenir la consommation de ces denrées au minimum. Le goût « sucré » est lourd, aggravant le froid, gras et humide dans la nature ; votre constitution va se rebeller. Ne réduisez pas votre consommation de sucre raffiné, les confiseries, les graines et les noix, les yaourts, le lait, le beurre clarifié, les fruits sucrés, les légumes racines, les huiles, etc. Sinon, vous serez sujets à l'obésité et les maladies liées à l'obésité dans votre vie à cause de la suralimentation, ainsi qu'une léthargie et un sommeil excessif. Le rhume et la toux sont tenus de devenir une partie intégrante de votre vie à cause de l'accumulation de mucus dans votre corps. Au fil du temps, même votre appétit sera amoindri.

De même, gardez la consommation de sel au minimum. Sinon, vous allez vieillir plus rapidement que la normale, comme en témoignent l'apparition des rides et les cheveux gris. Vos organes des sens et les émotions peuvent se détraquer. Comme votre corps accumule trop d'eau à cause de votre soif extrême, vous serez sujet aux inflammations, à l'ascite et à l'hypertension. Enfin, évitez les substances aigres au goût comme le pamplemousse, le fromage, les oranges, les ananas, le vinaigre, les raisins verts, les citrons, les agrumes, etc., autant que possible. Outre le fait qu'ils induisent une grande soif, ils rendent votre corps laxiste et lourd. Les denrées alimentaires qui sont aigres sont grasses et humides dans la nature. Votre corps ne peut être en mesure d'éliminer l'excès d'eau, et enflera.

Bien que les types de peau sont très distincts entre les individus, votre expert ayurvédique peut découvrir que vous avez une peau mixte. Par exemple, vous pourriez avoir un vata-kapha, pitta kapha ou vata-pitta. Dans ce genre de scénario, le médecin ou l'esthéticien vous demandera de consommer des produits de saison. Il y a une saison spécifique pour chaque type de peau. Cela signifie que ses qualités indésirables deviennent graves au cours de cette partie de l'année. Par exemple, les mois de février à novembre sont destinés à garder votre peau humide et bien nourrie. Ces jours secs et venteux ne sont pas bons pour une personne avec de type vata.

Les mois d'été de juillet à octobre sont mauvais pour une peau de type pitta. Il peut surchauffer et être irrité. Les peaux Kapha n'aiment pas le printemps, qui se situe entre Mars et juin. Vos schémas de beauté et les habitudes alimentaires doivent coïncider avec les saisons. Comme suggéré précédemment, restez loin de la nourriture avariée. Ils ont peu de valeur nutritive et contribuent à l'accumulation de toxines ou d'impuretés dans votre corps. Outre les produits alimentaires et de beauté, vous devrez vous assurer que vos habitudes de sommeil tombent dans un rythme raisonnable. Si vous obtenez la quantité requise de repos et de sommeil chaque jour, vous serez en mesure de rester équilibré et harmonieux dans vos pensées et votre attitude. Quand le stress est banni de votre vie, votre peau du visage et du corps va l'annoncer au monde !

Chapitre 4
Accorder l'attention voulue à votre couronnement

Vous ne pouvez pas vous attendre à être considéré comme jeune et beau, si vos cheveux apparaissent ternes en comparaison à votre peau éclatante. Certes, les changements sains dans les régimes alimentaires et les modes de vie sont tenus d'affecter aussi vos cheveux. Cependant, vous devez lui accorder de l'attention individuelle aussi, indépendamment de votre âge ou de sexe, ou de sa longueur. Les progrès technologiques ont peut-être servi à vous rendre la vie plus confortable, mais ils ont également inauguré des choses désagréables, comme la pollution de l'air, la pollution de l'eau, l'utilisation extensive de produits chimiques, etc. Par conséquent, vous devez prendre soin de nettoyer et conditionner vos cheveux aussi souvent qu'il est nécessaire de le faire. En outre, vous devez prendre des mesures pour garder libres des pellicules et des poux.

Selon l'Ayurveda, votre type de cheveux correspond à votre type de peau. Si vous avez des cheveux de type vata, vous êtes chanceux. Vos cheveux ne seront pas plus trempés dans les huiles naturelles ; ils seront sainement secs et exempts d'impuretés. Par conséquent, vous ne serez pas obligés de faire un shampooing et de les laver frénétiquement. En revanche, si vous avez les cheveux de type kapha, vous devrez les nettoyer régulièrement. Malgré cela, vos cheveux peuvent toujours sembler plutôt gras au toucher. Essayez de laver tous les jours, si possible. Vous ne devez pas utiliser un shampooing tous les jours ; il suffit de retirer les huiles et la saleté collée à vos cheveux. Si vous avez des cheveux de type pitta, vous pouvez programmer un calendrier pour les purifier ; il faut juste une quantité modérée de lavage. Néanmoins, l'endroit où vous résidez et le type d'environnement que vous êtes souvent exposés décideront du type de nettoyage de cheveux de routine que vous définissez vous-même. En dehors de la saleté, la poussière, la fumée de cigarette et d'autres polluants de l'air susceptibles de s'attacher à vos cheveux. Ainsi, vous ne pouvez pas être trop sévère sur les nettoyages suggérés pour les différents types de cheveux.

Outre le nettoyage de vos cheveux, vous avez besoin de les garder bien conditionnés À cette fin, vous devrez fournir des huiles nourrissantes au cuir chevelu et à vos cheveux. Ces huiles doivent être chauffées en légère hausse avant application. Ne pas les faire bouillir ; simplement les réchauffer. Les experts suggèrent que le sésame ou l'huile d'amande est idéal pour un individu possédant le type de cheveux vata. Ils sont semblables à des hydratants. Si vous avez des cheveux de type kapha type vous pouvez utiliser des huiles au sésame ou à l'olive. Ils sont semblables à des stimulateurs. L'huile de coco est le meilleur pour le type pitta car il apaise et calme. Quel que soit le type d'huile que vous choisissez, faites des mouvements de doigts doux sur tout le cuir chevelu. Les motifs circulaires veilleront à ce que l'huile soit répartie uniformément. L'idée est d'améliorer la circulation du sang dans la région du cuir chevelu, d'éliminer les cellules mortes de la peau et de nettoyer les pores de la peau.

L'huile est un lubrifiant ce qui conduit à une meilleure croissance des cheveux. Vous devez vous rappeler que ces huiles sont remplies d'herbes, car elles sont remises par les praticiens ayurvédiques (ne pas acheter les bouteilles ordinaires de pétrole disponibles dans les magasins départementaux). Par conséquent, ils servent à nourrir de l'intérieur et de l'extérieur. Une fois que vous avez fini avec votre massage, laissez l'huile dans vos cheveux pendant quelques heures au moins. Ensuite, mettez le shampooing et lavez vos cheveux. Que vous soyez un homme ou une femme à courts, moyens ou les longs cheveux, vous pouvez être assurés qu'ils deviendront beaux, brillants et beaux.

Les maux existants dans un environnement moderne peuvent faire que vos cheveux perdent leur lustre, tombent, ou grisonnent prématurément. Vous pourriez être surpris de savoir qu'un foie faible et surchargé rempli d'impuretés peut être responsable de vos problèmes « poilus ». En fait, ces toxines peuvent s'accumuler dans les follicules pileux. Parfois, le cuir chevelu devient squameux, provoquant des particules blanches sur votre cou et les épaules. Eh bien, tout ce que vous devez faire est d'obtenir des toniques hépatiques efficaces auprès de votre fournisseur de soins de santé et de les utiliser comme indiqué. Lorsque votre foie retrouve son ton et est capable de fonctionner correctement une fois de plus, vos cheveux vont retrouver leur couleur et leur éclat. Dans le même temps, assurez-vous que votre alimentation est suffisamment remplie avec des aliments riches en calcium comme les graines de sésame, les légumes verts feuillus et les produits laitiers, surtout si vous avez plus de 40 ans. Lorsque votre corps reçoit suffisamment de calcium et absorbe suffisamment, vos ongles, vos os et vos cheveux resteront en bonne santé. Si vous ne pouvez pas obtenir assez de calcium dans les aliments naturels, demandez des suppléments à base de calcium.

Conclusion

Malgré ses batailles alternatives avec la popularité croissante ou l'importance diminuée au cours des siècles, l'Ayurveda a réussi à se maintenir. Fatigués de tous les effets secondaires, les effets indésirables et les dépenses associées à la médecine allopathique, beaucoup de gens, comme vous, ont commencé à graviter vers les formes curatives et préventives variées de traitement tel que préconisé par les praticiens ayurvédiques. Cette voie vous mènera vers la jeunesse et la beauté éternelle.